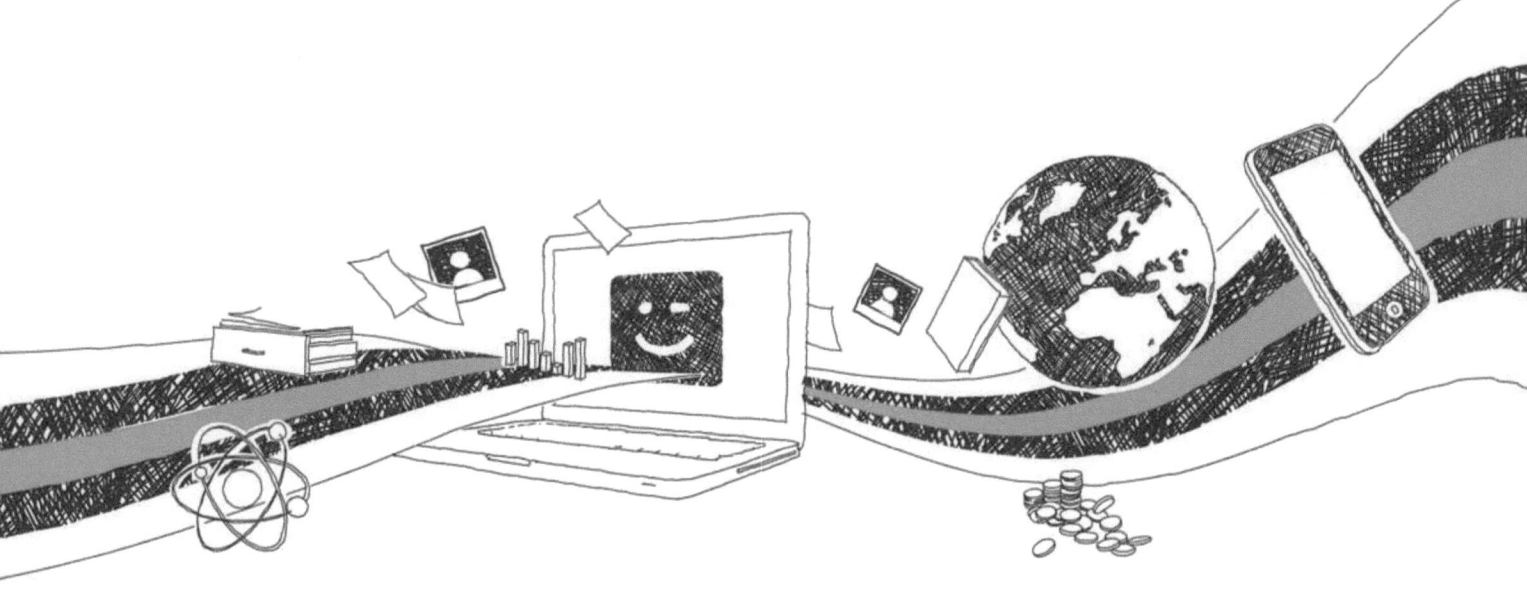
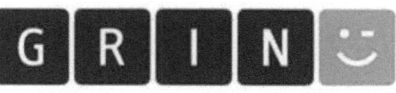

Barbara Ferentzi

Die Bedeutung des Salutogenese-Modells nach Antonovsky in der Beratungspraxis bei Klienten mit Übergewicht und Adipositas

GRIN Verlag

Bibliografische Information der Deutschen Nationalbibliothek:

Die Deutsche Bibliothek verzeichnet diese Publikation in der Deutschen National-
bibliografie; detaillierte bibliografische Daten sind im Internet über http://dnb.d-
nb.de/ abrufbar.

Impressum:

Copyright © 2010 GRIN Verlag, Open Publishing GmbH
Druck und Bindung: Books on Demand GmbH, Norderstedt Germany
ISBN: 978-3-640-77762-4

Dieses Buch bei GRIN:

http://www.grin.com/de/e-book/162831/die-bedeutung-des-salutogenese-modells-
nach-antonovsky-in-der-beratungspraxis

Barbara Ferentzi

Abschlussarbeit Gesundheitsberaterin

Die Bedeutung des Salutogenese-Modell nach Antonovsky in der Beratungspraxis bei Klienten mit Übergewicht und Adipositas

Inhaltsverzeichnis

Einleitung

37 Millionen Erwachsene in Deutschland sind übergewichtig, (BMI > 25 kg/m2), das sind 68% der Männer und 50,6% der Frauen. Dabei halten 12% eine Diät ein (vgl. NVS II 2008). Die deutsche Adipositas - Gesellschaft schreibt auf ihrer Website: „Übergewicht und Adipositas sind in der Bevölkerung epidemisch verbreitet". In den Industrieländern werden knapp 5% aller Gesundheitsausgaben für die Behandlung von Adipositas und ihren Folgen ausgegeben. Hinzu kommen große Summen, die die betroffenen Menschen privat für Diät- und Fastenprogramme, Schlankheitsmittel und Druckwerke ausgeben, um das Problem Übergewicht in den Griff zu bekommen. Leider haben alle diese Versuche und auch die meisten medizinisch begleiteten Programme zur Gewichtsreduktion langfristig nur geringe Erfolge aufzuweisen. Diätetische Maßnahmen über Kurzzeitprogramme haben eine Rezidivquote von 85%. (Ayyad & Andersen, 2000, S. 113-119). Hier Verbesserungen zu erreichen ist eine zentrale gesundheitspolitische Aufgabe.

Die geringe Erfolgsquote legt nahe, dass die bisher in der Prävention hauptsächlich beschrittenen Wege von Diäten und Kalorientabellen nicht zu einer nachhaltigen Verbesserung der Ernährungsgewohnheiten führen. Neuere gesundheitspolitische und ernährungsmedizinische Ansätze berücksichtigen daher auch Erkenntnisse der Gesundheitspsychologie. Essen und Psyche, Essen und soziale Interaktion, Essen und Genuss sind untrennbar verbunden. Daher birgt jede Diät auch Einschränkungen im Hinblick auf Lebensqualität und Lebenslust. Gleichermaßen beeinträchtigt jedoch Übergewicht das Selbstwertgefühl erheblich. Aus diesen Gründen erscheint ein ganzheitlicherer Ansatz in der Beratung erforderlich. Die Situation des Klienten in seinem Umfeld, seine Motivation, Veränderung herbeizuführen und ähnliche Faktoren treten dabei in den Vordergrund. Das Salutogenese-Modell nach Antonovsky bietet hier interessante Ansätze, wie Prävention, Beratung und Begleitung bei Gewichtsproblemen auch gestaltet werden kann. Diese Möglichkeiten auszuloten, und konkrete Erfahrungen damit zusammenzutragen soll hier versucht werden.

I/1

Das Modell der Salutogenese nach Antonovsky

Begriffsklärung Salutogenese. Das Modell der Salutogenese wurde von dem Medizinsoziologen Aaron Antonovsky 1979 in seinem Buch „Health, Stress and Coping" als neues, ergänzendes Modell zur herkömmlichen pathogenetischen Betrachtungsweise von Krankheit und Gesundheit publiziert.

Im Gegensatz zum pathogenetischen Ansatz, der sich mit der Frage „warum wird der Mensch krank?" befasst, stellte Antonovsky die Frage „was erhält den Menschen gesund?" in den Mittelpunkt.

In seinem Buch „Salutogenese – Zur Entmystifizierung der Gesundheit" erklärt Antonovsky die unterschiedlichen Ansätze mit einer Metapher. Er setzt das Leben gleich einem reißenden Fluss, mit gefährlichen Stromschnellen und Strömungen und fragt: „Wie wird man ein guter Schwimmer?" (Vgl. Antonovsky, 1997, Seite 92)

Während die Pathogenese Gesundheit als Normalzustand betrachtet und die Krankheit als Abweichung davon, betrachtet die Salutogenese jeden Menschen als sowohl zu einem Teil krank, wie auch zu einem Teil gesund. Das Individuum bewegt sich demnach auf einem so genannten Gesundheits-Krankheits-Kontinuum zwischen den beiden Polen Krankheit und Gesundheit in die eine oder andere Richtung. Ausschlaggebend für die Richtung, in die sich der Einzelne bewegen wird, ist der so genannte „sense of coherence", kurz SOC", oder Kohärenzgefühl.

I/2.

Kohärenzgefühl, (SOC). Dieses bezeichnet die Fähigkeiten eines Individuums, mit den Stressoren des Lebens umgehen zu können und wird geprägt durch ein bestimmtes Muster an Lebenserfahrungen. Es setzt sich zusammen aus den drei Teilkomponenten Verstehbarkeit, Handhabbarkeit und Bedeutsamkeit.

Verstehbarkeit meint, dass ein Mensch „seine Umwelt als kognitiv verstehbar einschätzt, sie für geordnet, strukturiert, konsistent und erklärbar hält." Unter Handhabbarkeit, oder Bewältigbarkeit wird das Ausmaß erfasst, „in dem ein Mensch annimmt, dass die Anforderungen, die die Umwelt an ihn stellt, durch Ressourcen bewältigt werden können, die ihm zur Verfügung stehen oder durch sein soziales Umfeld geleistet werden können".

(Renneberg und Hammelstein, S. 16)

Die Bedeutsamkeit als dritte Komponente des Kohärenzgefühls besagt, dass die Person „glaubt, wichtige Aspekte des eigenen Lebens sind sinnvoll, wenigstens einige der vom Leben gestellten Probleme und Anforderungen sind Anstrengung und Engagement wert." (Antonovsky, 1997, S. 36)

Zusammenfassend wird das Kohärenzgefühl definiert als eine allgemeine Einstellung, „die das Maß ausdrückt, in dem man ein durchdringendes, andauerndes aber dynamisches Gefühl des Vertrauens hat, dass die eigene interne und externe Umwelt vorhersagbar ist und dass es eine hohe Wahrscheinlichkeit gibt, dass sich die Dinge so entwickeln werden, wie vernünftigerweise erwartet werden kann. (Antonovsky,1997, S.16) Die Stärke bzw. Schwäche des SOC wird mit Hilfe eines von Antonovsky selbst entworfenen „Fragebogens zur Lebensorientierung" mit 29 Fragen ermittelt, für größere Studien und Telefonumfragen wurden auch auf bis zu drei Items verkürzte entworfen.

Nach Antonovsky entwickelt sich das Kohärenzgefühl in der Kindheit und Jugend und wird von Erfahrungen und Erlebnissen beeinflusst. Die Entwicklung sei mit circa 30 Jahren abgeschlossen und bliebe danach relativ stabil. In Untersuchungen finden sich jedoch Hinweise, dass die Stärke des SOC mit dem Lebensalter zunimmt und auch beeinflusst werden kann. (Vgl. BZgA, 2001, S. 150).

Die Partizipation an Entscheidungsprozessen betrachtet Antonovsky als entscheidend für die Entwicklung bzw. Aufrechterhaltung des SOC. Ob sich ein schwaches oder starkes SOC entwickelt, hängt zudem von gesellschaftlichen Gegebenheiten ab, wie der Verfügbarkeit von generellen Widerstandsressourcen. (Siehe unten).(Vgl. BZgA, 2001, S. 31)

I/3

Salutogenese und Stress.

Eine hohe Ausprägung des Kohärenzgefühls als grundlegende Lebenseinstellung ist gebunden an die Verfügbarkeit genereller Widerstandsressourcen, oder „generalised resistance resources", kurz GRR. (vgl. Renneberg und Hammelstein, 2006, S. 15)

GRR sind Faktoren, die es dem Menschen ermöglichen, sich mit Belastungen effektiv auseinander zu setzen. Zum einen

- „interne Ressourcen", wie körperliche Konstitution, Ich-Stärke und die Fähigkeit, eigene Bedürfnisse, Wünsche und Ängste, wahrzunehmen, sowie

- „externe Ressourcen", wie materielle und soziale Unterstützung, beruflicher und sozialer Status, und die soziale Integration. (vgl. Renneberg und Hammelstein, 2006, S. 15)

Antonovsky geht davon aus, dass Stressoren im Leben jedes Menschen unausweichlich und unvermeidbar vorhanden, also omnipräsent, sind. Ob sie in ihrer Konsequenz pathogen oder gesunderhaltend wirken, hängt von den vorhandenen Copingressourcen des Einzelnen ab. (vgl. Antonovsky 1997, S. 30)

„Ein starkes Kohärenzgefühl befähigt einen Menschen dazu, seine Bewältigungsstile flexibel an die momentanen Umstände anzupassen, also seine Ressourcen optimal auszuschöpfen." Renneberg und Hammelstein, 2006, S.17)

Zur Veranschaulichung bemüht Antonovsky nochmals das Bild vom Fluss des Lebens: Nicht die Rettung des Ertrinkenden ans Ufer, sondern seine Befähigung, Strömungen und Strudel zu durchschwimmen, erreichen eine Bewegung auf dem Gesundheits-Krankheitskontinuum hin zum gesunden Pol.

II.
Übergewicht und Adipositas

II/1 **Definition von Übergewicht und Adipositas.** Personen mit einem Body Mass Index von über 25 kg/m2 werden allgemein als übergewichtig oder präadipös bezeichnet, mit einem BMI ab 30 als adipös, zu deutsch fettleibig. Adipositas wird nach Schweregrad I-III eingeteilt. In Wikipedia heißt es dazu: „Bei der Adipositas handelt es sich um ein starkes Übergewicht, das durch eine über das normale Maß hinausgehende Vermehrung des Körperfettes mit krankhaften Auswirkungen gekennzeichnet ist."

II/2 **Risikogruppen für Übergewicht.** Eine **genetische Veranlagung** ist für die Fettverteilung und die Menge des gespeicherten Körperfettes mitverantwortlich. (Mayoclinic proceedings). Zusätzlich wirken ähnliche Essgewohnheiten, Lebensstil und körperliche Aktivität in der **Familie** prägend. Wenn beide Eltern übergewichtig sind, steigt das Risiko für die Kinder deutlich, ebenfalls übergewichtig zu werden.

Mit zunehmendem **Alter** wächst das Risiko übergewichtig zu werden ebenso. Eine verminderte körperliche Aktivität gepaart mit der mit zunehmenden Alter schwindenden Muskelmasse bedingt eine Verlangsamung des Stoffwechsels und somit einen geringeren Kalorienbedarf.

Auch soziale und wirtschaftliche Probleme und Übergewicht zeigen eine auffallende Korrelation. „Je höher der Schulabschluss desto geringer ist der BMI bei Männern und Frauen. Mit steigendem Pro-Kopf-Nettoeinkommen zeigt sich bei Männern und Frauen ein

Absinken des BMI. (NVS II, 2008) Dies können Hinweise für einen Zusammenhang zwischen SOC und der Entstehung von Übergewicht sein. (siehe auch I/3, GRR, externe Ressourcen).

II/3 Faktoren, die die Entstehung von Übergewicht und Adipositas begünstigen sind vielfältig.

II/3.1 **Überernährung**.   An erster Stelle steht sicherlich die Angebotsfülle an Nahrungsmitteln mit hoher Energie- und gleichzeitig geringer Nährstoffdichte. Schnell verfügbare Kohlenhydrate in stark verarbeiteten Lebensmitteln (Convenience-Produkte), Süßigkeiten und vor allem stark gesüßte Getränke, werden mengenmäßig zuviel, ballaststoffhaltige Rohkost in zu geringem Anteil verzehrt. Die Folge bedingt eine hormonelle Konstellation, die ein schnell wieder einsetzendes Hungergefühl nach sich zieht.

Entwicklungsgeschichtlich betrachtet ist eine überwiegend pflanzliche Ernährung mit geringem Verarbeitungsgrad für den Menschen als artgerecht zu bezeichnen. Erst im Zuge der Industrialisierung trat an deren Stelle in den letzten 200 Jahren eine energiedichte Ernährung mit hohem Anteil an tierischen Lebensmitteln, stark verarbeitet und fettreich. (Vgl. Körber, Männle, Leitzmann, 2004, S. 32) Zwar haben Aufklärungskampagnen Wirkung gezeigt und der Obst- und Gemüseverbrauch ist in den letzten Jahren wieder deutlich angestiegen, der hohe Fleisch- und damit verbundene Fettkonsum blieb jedoch erhalten. Zudem ist eine stetige Zunahme des Verzehrs von Mono- und Disacchariden, wie beispielsweise in alkoholfreien Erfrischungsgetränken, zu beobachten. (Vgl. NVS II, DGE, Ernährungsbericht 2008)
 Verschärfend wirkt sich in diesem Zusammenhang ein weit verbreiteter

II/3.2 **Bewegungsmangel** aus. Das Ungleichgewicht zwischen Energieaufnahme und Energieverbrauch begründet ursächlich eine unkontrollierte Gewichtszunahme. Unser heutiger Lebensstil befördert körperliche Inaktivität. Viele Berufe beinhalten vorwiegend sitzende Tätigkeit, bereits der Schulalltag verlangt stundenlanges Stillsitzen, Wege werden vorwiegend im Auto zurückgelegt. Fernsehen und Computerspielen als Freizeitbeschäftigung Nummer eins, bieten keinen Ausgleich. Hinzu kommt, dass schwergewichtige Personen oft in einem Teufelskreis stecken- je schwerer, desto unbeweglicher- Bewegungseinschränkungen stellen sich ein. Das seelische Wohlbefinden und das Selbstbild leiden.

II/ IV Essen und Psyche

Essen hat, neben der reinen Nahrungsaufnahme, noch andere Funktionen erhalten. So ist das soziale Miteinander beim Essen von großer Bedeutung. Tischgespräche, Tischkultur,

Tischsitten, diese Begriffe zeigen die Bedeutung des Essens für die soziale Interaktion. Eine regelrechte Inflation von Kochsendungen im Fernsehen, unzählige Neuerscheinungen bei Kochbüchern, zeigt die Bedeutung, die dem Essen als Statussymbol zugemessen wird. Schwierige Verhandlungen werden bei einem „Geschäftsessen" geführt, wichtige politische Konferenzen beinhalten ein „Staats-Bankett". Auch im Alltag spielt Essen eine Rolle in unserem Gefühlsleben. Erinnerungen an die Kindheit durch bestimmte Gerichte, Belohnung mit einem besonders guten Essen oder Süßigkeiten, oder auch Essen als Kampfplatz der Macht zwischen Eltern und Kindern. (Konflikte in der Familie werden oft im Essverhalten ausgetragen.)

In der psychologischen Forschung sind Essstörungen inzwischen ein wichtiges Thema. „Binge eating", Bulimie oder Anorexie sind psychische Erkrankungen auf dem Vormarsch. Verschiedene Verhaltensmuster, soziale und biologische Faktoren, bilden die Risikofaktoren für die Entwicklung von Essstörungen. Es wird beispielsweise von externen oder emotionalen Essern gesprochen, die bei Stress mit Nahrungsaufnahme reagieren. Externe Esser können dem vielfältigen Nahrungsangebot nicht widerstehen, während emotionale Esser bei Stress mit Nahrungsaufnahme reagieren.

III.

Übergewicht und das Salutogenese-Modell

III/1 **Salutogenese und Prävention.** Bisher hat die Salutogenese die größte Bedeutung in der Gesundheitserziehung bzw. Prävention erlangt. Sie setzt dem traditionellen biomedizinischen Risikofaktorenmodell ein anderes, die individuellen Ressourcen stärkendes Konzept gegenüber. Auch in der Rahmenvereinbarung zur Qualitätssicherung in der Ernährungsberatung wird der salutogene Ansatz ausdrücklich betont. Dort heißt es: „Dabei orientiert sich Primärprävention am Modell der Krankheitsvorbeugung und Krankheitsvermeidung. In jüngster Zeit setzt sich zunehmend auch das Modell der Schutzfaktoren („Salutogenese") durch....„"Gesundheitsförderung will vorrangig die individuellen Ressourcen stärken. Das Individuum soll bei allen Maßnahmen befähigt werden, persönlich in seinem Lebensumfeld und mit seinen eigenen Ressourcen zu seiner Gesundheit etwas beitragen zu können und eine Modifikation des Lebensstils im Bereich Ernährung zu erreichen" (Rahmenvereinbarung zur Qualitätssicherung in der Ernährungsberatung und Ernährungsbildung, 2009, S. 5)

<u>Welche Faktoren sind daran beteiligt, dass Menschen ihre Position auf dem Gesundheits-Krankheitskontinuum auf den gesunden Pol hin bewegen können?</u>

Faktoren, die die aktive Adaption an eine mit Stressoren gefüllte Umgebung fördern	*Faktoren, die direkt Wohlbefinden, positive Befindlichkeit, Zufriedenheit fördern*
↓	↓
Kohärenzgefühl als globale Orientierung (Verstehbarkeit, Handhabbarkeit und Sinnhaftigkeit)	*Kohärenzgefühl als motivationale Basis für gesundheitsfördernde Kognitionen, Emotionen und Verhaltensweisen.*
↓	↓
Flexible und situationsadäquate Auswahl angemessener Copingstrategien	*Nutzung, Erweiterung und Aufbau von Ressourcen wie: Humor, Kunst, Liebe, Genussfähigkeit, Sport*
↓	↓
Optimales Bewältigungsverhalten **= förderliche Faktoren für Gesundheit**	Ressourcenförderndes Erleben und Verhalten

(nach A. Franke)

III/2 SOC und Gesundheitsverhalten. Antonovsky betont, dass Menschen mit hohen SOC- Werten weniger auf unangemessene Copingstrategien wie Suchtmittelkonsum oder Non- Compliance zurückgreifen müssen als Menschen mit niedrigen SOC- Werten, da ihnen verschiedene Alternativen offen stehen und ein dem Problem angemessenes Bewältigungsverhalten eher möglich ist. „So gesehen gibt es tatsächlich eine Grundlage dafür, eine kausale Abfolge von SOC, gesundheitlichen Verhaltensweisen und Gesundheit anzunehmen." (Antonovsky, 1997, S.142) Diese These wird durch eine groß angelegte Kohortenstudie der Universität Cambridge, Dpt. of Public Health, mit 20579 Teilnehmern, gestützt. Sie kommt zu dem Ergebnis, dass höhere SOC- Werte mit einem gesünderen Lebensstil einhergehen. Generelle Widerstandsressourcen (GRR) beinhalten kulturelle Stabilität, soziale Unterstützung, Wissen und Intelligenz, sowie eine Ausrichtung auf vorbeugende Gesundheitssorge. Individuen mit einem starken SOC scheinen deswegen bessere Möglichkeiten zu haben, einen gesunden Lebensstil zu pflegen und reagieren beispielsweise besser auf gesundheitsrelevante Beratung. Zudem neigen Individuen mit niedrigerem SOC verstärkt zu ungesunden Verhaltensweisen, - wie zum Beispiel Rauchen-, weil sie weniger in der Lage sind, mit Alltags-Stress umzugehen.

III/3 **SOC und Übergewicht.** Die oben genannte Studie kommt im Detail zu dem Ergebnis, dass höhere SOC- Werte mit einem höheren Verzehr an Obst und Gemüse, Ballaststoffen und einem höheren Level an körperlicher Aktivität korreliert. Unter den Teilnehmern mit sowohl niedrigem sozialen Status, als auch geringem Bildungsstand, waren die meisten Raucher und die Personen mit der geringsten Verzehrmenge an Obst und Gemüse anzutreffen. (Wainwright, Surtees, Welch et al, 2007) .

Eine finnische Forschungsgruppe des Folkhälsan Research Center Helsinki fand heraus, dass ein schwächerer SOC- Wert der Eltern mit ungesünderem Essverhalten bei den Kindern korreliert. (Ray, Suominen, Roos, 2009)

Eine schwedische Studie zeigt gar einen Zusammenhang zwischen Stressfaktoren (niedrige Entscheidungskompetenz im Beruf), niedrigen SOC- Werten und dem Vorkommen von Typ 2 Diabetes bei schwedischen Frauen mittleren Alters. (Emilie Agardh et al, 2002)

Alle zitierten Studien deuten somit darauf hin, dass ein niedriger SOC-Wert zu weniger bewusstem Gesundheitsverhalten in Bezug auf Ernährung und Bewegung führt und in der Folge mit vermehrtem Übergewicht in Zusammenhang steht. (siehe II/3.1 und II/3.2)

IV.

Konsequenzen für die Praxis der Gesundheits- und Ernährungsberatung

Als grundlegend für die Möglichkeit, das Kohärenzgefühl steigernde Lebenserfahrungen machen zu können, betrachtet Antonovsky kulturelle Faktoren, Stabilität und Frieden in der politischen und sozialen Situation. (Vgl. Franke, 2005, „Das Modell der Salutogenese", S. 9) Darauf kann in der Beratungssituation natürlich kein Einfluss genommen werden. Prof. Franke, die sich eingehend mit Antonovsky´s Lebenswerk auseinandergesetzt hat, schreibt jedoch weiter: „ Darüber hinaus spielen auch die individuellen Möglichkeiten, Konsistenz in der engeren sozialen Umgebung zu erfahren, an der Gestaltung des Familienlebens und Arbeitsplatzes teilhaben zu können und weder über- noch unterfordert zu sein, eine Rolle."
Personen mit einem niedrigen SOC sieht Antonovsky in Gefahr, zunehmend schwächer zu werden. „Sie sind mit mehr und mehr Situationen konfrontiert, die sie nicht bewältigen. Aufgrund fehlender generalisierter Widerstandsressourcen sind sie weder in der Lage, Stressoren auszuweichen, noch können sie Erfolge im Umgang mit Stressoren erleben."(Franke, 2005, S.10)

Dazu schreibt Franke: „Alle, die mit Patientinnen und Patienten arbeiten....., können mit ihnen daran arbeiten herauszufinden, welche Veränderungen in deren Leben möglich und nötig sind, um Konsistenz, Partizipation und Belastungsbalance zu steigern und sie können bei der Umsetzung dieser Maßnahmen helfen." (Franke, 2005 S.11) Dies genau ist die Kernaufgabe einer Beratung, die eine Lebensstilveränderung, wie die Ernährungsumstellung, bewirken will. Maxime sollte also sein, SOC-zerstörendes zu unterlassen und die generellen Widerstandsressourcen zu stärken.

IV/1 **Im Beratungsgespräch.** Die Gesundheitsberatung im Allgemeinen hat das Ziel, die Lebensqualität des Klienten verbessern zu helfen und gesundheitsbezogenes Risikoverhalten zu reduzieren. Dazu sollen die individuellen Schutzfaktoren gestärkt werden und vorhandene erwünschte Handlungsbereitschaften aktiviert werden.

Von zentraler Bedeutung ist es dabei, dem Klienten die Eigenverantwortung nicht aus der Hand zu nehmen. Die Überzeugung von der eigenen Entscheidungsfreiheit, den Glauben an die absolute Wichtigkeit des eigenen Vorhabens und an die Möglichkeit, Veränderung herbeizuführen muss gestärkt werden. Im Einzelnen bedeutet dies:

- Der Beratungszweck soll klar eingegrenzt sein, der Wunsch des Klienten ist ausschlaggebend.
- Selbstwerterhöhende Erfahrungen sollen ermöglicht werden, d. h. nicht die Problemseiten, sondern Fähigkeiten, Ressourcen, Rückmeldungen über positives Verhalten etc, in den Mittelpunkt rücken.
- Die Ziele und Werte des Klienten, seine Kompetenzen und Fähigkeiten sollen verstärkt werden.
- Die Problemaktivierung soll mit konkreten Verhaltensschritten verbunden werden.

IV/2 **Bei der Ernährungsumstellung**

„Eine Ernährungsumstellung, die mit Stress einhergeht, wird langfristig scheitern.", sagt der Diplom Psychologe Martin Kowalski in seinem Vortrag zu Ernährungsumstellung und Lebensqualität. „Herangehensweisen, die mit Verboten und rigiden Vorgaben arbeiten, erzeugen mehr Stress und führen zu Versagens- und Schamgefühlen, Selbstabwertungen und Hoffnungslosigkeit." Er kommt zu dem Schluss: „ Ein annehmender ressourcenorientierter ermutigender Umgang wirkt selbstwertstabilisierend und wird daher besser angenommen, als eine problemorientierte Herangehensweise." (Kowalski, Martin, 2010)

In einer Veröffentlichung zum Thema Gesundheitskommunikation in der Adipositasprävention schreibt Dr. Daniel Weghuber, Salzburg über Untersuchungen an 4000 Kindern und 6000 Erwachsenen folgendes: „Forschungen zur Theorie der Gedankenunterdrückung belegen, dass zu hohe gedankliche Kontrolle das Problem und nicht die Lösung für eine Umstellung des Essverhaltens ist" .... So genannte ironische Prozesse bringen vorher unterdrücktes in noch höherem Maße ins Bewusstsein, was wiederum das Verhalten in Richtung Essen steuert."

Essen gilt als sehr basale, umfassende Verhaltensweise. Daher wird eine Verhaltensänderung in diesem Bereich häufig als Freiheitseinschränkung empfunden. Die Weitergabe von Informationen den Lebensstil betreffend, münden deshalb häufig in einen paradoxen Prozess, der eine Verfestigung der ursprünglichen Einstellung bewirkt. Man sollte daher Information sehr vorsichtig, in kleinen Dosen und stark am jeweiligen Gegenüber orientiert, weitergeben. (Vgl. Weghuber et al, 2010)

„Pathogene Schreckschüsse", wie sie bislang in Vorträgen, Medien etc. zu hören waren, wie beispielsweise : zu süße Speisen, zu viel Essen, zu viel TV Konsum etc., sollten zudem durch salutogen formulierte kleine machbare Schritte ersetzt werden". (Vgl.Weghuber et al, 2010)

Konkret bedeutet dies: Angebote machen, statt Verbote aussprechen, also: „Ganz viel Salat essen", anstatt „Nicht soviel Naschen". Positiv formulierte Fragen stellen: Welche gesunden Nahrungsmittel schmecken mir am Besten? Welche Sportart mag ich am liebsten? Was macht mir richtig Spaß? Welche Veränderung lässt sich gut in den Alltag integrieren?

Dazu gehört auch, zu hohe Ansprüche auf ein durchhaltbares Anspruchsniveau senken um eine demotivierende Verringerung der Selbstachtung zu vermeiden, wenn zu hochgesteckte Ziele nicht erreicht werden konnten. (vgl. Weghuber, 2010).

Die Möglichkeit, die Lebensstilveränderung mit dem Erleben von neuen positiven Gefühlen zu verbinden sollte gegeben sein. (Beispiel: Freude bereitende Bewegungs- und Essevents).

IV/3 **Durch Sport und Bewegung.** Bewegungsmangel und Übergewicht sind zwei Seiten einer Medaille. Bewegungsmangel kann sowohl die Folge als auch die Ursache von Übergewicht sein. Übergewicht wirkt sich auf das seelische Wohlbefinden und die Selbstbewertung aus. Es bewirkt ein negatives Selbstbild und verdirbt die Freude an Sport und Bewegung, -ein Teufelskreis aus Gewichtszunahme und verstärktem Bewegungsmangel beginnt.

Bewegung hat nicht nur den Effekt forcierter Kalorienverbrennung, sondern hat nachweislich deutliche Auswirkungen auf die seelische Verfassung, das Selbstwertgefühl und das

Selbstvertrauen. Aerobes Training führt signifikant zur Abnahme des Depressivitäts-Scores, entspricht in der Wirkung per se dem einer adäquaten psychopharmakologischen Behandlung, hebt die Schmerzschwelle und macht weniger empfindlich für „Bagatellen" und Alterserscheinungen. Somit ist Sport und Bewegung ein zentrales Element gesunder Lebensführung.

Um eine anhaltende positive Erfahrung bei Sport und Bewegung zu gewährleisten ist es wichtig, wie bei der Ernährungsumstellung, einige Grundsätze zu beachten:

- Es gibt keine Verlierer, nur Gewinner

- Wert und Würde dürfen nicht angegriffen werden

- Positive Selbstwahrnehmung muss gefördert werden.

- Erreichbare Ziele sollen gesteckt werden

- Konkrete, machbare Einzelschritte sollten vereinbart werden.

Weghuber schreibt in seinem Beitrag zur Gesundheitskommunikation in der Adipositasprävention: „Bewegung ist nur dann dauerhaft in den Alltag integrierbar, wenn sie nötig ist um ein Ziel zu erreichen, oder intrinsisch motiviert ist, d. h. Spaß macht."

In diesem Zusammenhang steht die Bedeutung von sportlicher Betätigung als Stressbewältigungs- Ressource. Sportliche Betätigung kann als angemessene Copingstrategie verstanden werden, die fehlgeleitete, dem Ziel abträgliche Handlungen, wie zuviel Essen oder Suchtmittelkonsum, verhindert. Dies gilt in gleichem Maße für

IV/4 **Entspannungsmethoden.** Das gezielte Erlernen einer Entspannungsmethode (z. B. Autogenes Training, P.M.) kann ein weiteres Hilfsmittel auf dem Weg zu einer erfolgreichen Lebensstiländerung sein. Das Gefühl von Freude, Zufriedenheit, Wohlbefinden kann mit Hilfe von diversen Entspannungsmethoden hergestellt bzw. verstärkt werden. Zudem bieten solche Fertigkeiten die Möglichkeit, mit Stressoren konstruktiv umzugehen und erweitern so das Repertoire an zur Verfügung stehenden Handlungsoptionen.

IV/5 **Spaß, Genuss und Freude .**

Das Erleben positiver Emotionen gehört zu den gesundheitlichen Schutzfaktoren. Finanzielle Sicherheit, eine stabile Paarbeziehung, eine befriedigende berufliche Situation, Glauben und Religiosität begünstigen das Erleben positiver Emotionen. Natürlich sind diese Lebensbereiche in der Beratung kaum beeinflussbar.

Dem Gemeinschaftserleben in der Gruppe kann hier jedoch erhebliche Bedeutung zukommen. Gemeinsames positives Erleben verstärkt das Vertrauen in die Selbstwirksamkeit und ermöglicht indirekt ein dauerhaftes Erlernen gesundheitsförderlicher Verhaltensweisen. Ob Theater- oder Konzertbesuche, eine sportliche Trainingsgruppe, Selbsterfahrung oder Bastelkurs, nicht das Thema, sondern die Erfahrung des sozialen eingebunden seins, der soziale Rückhalt durch die Gruppe, sind hierbei von zentraler Bedeutung. „Die Arbeit an der Verbesserung der Lebensqualität, unabhängig vom Essen, könnte damit zum entscheidenden Bestandteil für eine langfristig erfolgreiche Ernährungsumstellung werden." (Kowalski, 2010)

V. Schlußbetrachtung

Die Bedeutung des Salutogenese -Modells für die Prävention, als Gegenpart zum herkömmlichen Risikofaktoren- Modell, ist international unbestritten, ebenso die Notwendigkeit einer Verbesserung der Ernährungsgewohnheiten der Bevölkerung, schon aus rein fiskalischer und gesundheitspolitischer Sicht. Allein die Verknüpfung der dadurch entstehenden Handlungsansätze fehlt in Deutschland noch weitgehend. Die spärliche Datenlage erschwert es, stichhaltiges Material zur Prävention von Übergewicht und Adipositas unter den Gesichtspunkten der Salutogenese zu finden. Gelegentlich finden sich Ansätze, ohne die Erwähnung Antonovskys, auch werden bereits etablierte Programme als salutogenetisch bezeichnet, ohne erkennbare Verbindung zu seinen Grundsätzen.

Auch die Bundeszentrale für gesundheitliche Aufklärung schreibt in ihrem Vorwort zu Diskussionsstand und Stellenwert der Salutogenese, dass einige Autoren und auch Kritiker des Gesundheitssystems, das Konzept nur als Schlagwort verwenden. Verwertbare empirische Studien zu Übergewicht und Salutogenese kommen vorwiegend aus dem europäischen Ausland. Sie zeigen auf, wo die Ursachen für den leider oft fruchtlosen Kampf um eine gesunde Lebensführung liegen können. So ist der Zusammenhang zwischen fehlender sozialer Teilhabe, fehlender Möglichkeit der Mitbestimmung des eigenen Umfeldes, schwacher SOC und Übergewicht aus der schwedischen Studie beispielsweise wichtig, findet bei uns jedoch wenig Beachtung.

Häufig gemachte Fehler bei der Beratung und Aufklärung Betroffener werden durch den Blick durch die „salutogenetische Brille" augenfällig. Eine veränderte Einstellung seitens der Berater, auch die Anpassung einiger laufender Präventionsprogramme, vor allem bei Kindern, bleibt zu fordern. Wert und Würde des Klienten dürfen nicht angegriffen werden. Diese Maxime dürfte angesichts der häufigen Diskriminierung übergewichtiger Menschen im Alltag oft schwer zu verwirklichen sein.

Zusammenfassend ist zu sagen, dass dem Salutogenese-Modell speziell bei der Beratung von Klienten mit Übergewicht und Adipositas eine sehr große Bedeutung zukommt. In vielerlei Hinsicht sind Erkenntnisse der diesbezüglichen Forschung auch in die gesundheitspsychologischen Handlungsansätze eingeflossen, jedoch bisher kaum in die gesundheitspolitische Umsetzung.

Quellenverzeichnis

Antonovsky, Aaron: *Salutogenese, Zur Entmystifizierung der Gesundheit;* Tübingen (dgvt-Verlag) 1997

Ayyad, C., Andersen, T.: *Long term efficancy of dietary treatment of obesity. A systemic review.* Obes Rev 1, 2000.

Agardh, Ahlborn, Andersson et al: *Work stress and low sense of coherence is associated with type 2 Diabetes in middle aged swedish women.* Diabetes Journal November 2002
http://www.care.diabetesjournals.org

Bundesministerium für Ernährung, Landwirtschaft und Verbraucherschutz: *Nationale Verzehrstudie II,*2008
http://www.was-esse-ich.de

Bundeszentrale für gesundheitliche Aufklärung (Hrsg.): *Was erhält Menschen gesund? Antonovskys Modell der Salutogenese – Diskussionsstand und Stellenwert.* Köln 2001

Deutsche Adipositas – Gesellschaft, Homepage, Stand September 2010
http://www.adipositas-gesellschaft.de

Franke, Alexa: *Das Modell der Salutogenese – Diskussionsstand und Stellenwert,* Tutzing 2005, Download September 2010;
http://www.ev-akademie-tutzing.de

Körber, Männle, Leitzmann: *Vollwert-Ernährung, Konzeption einer zeitgemäßen und nachhaltigen Ernährung,* 10. Auflage, Stuttgart (Haug Verlag) 2004

Kowalski, Martin: Vortrag *Ernährungsumstellung und Lebensqualität;* Seminar Ernährung und Psyche. Klinik Hohenfreudenstadt Mai 2010

Mayoclinic, Homepage
http://www.mayoclinic.com/health/obesity

Rahmenvereinbarung zur Qualitätssicherung in der Ernährungsberatung und
Ernährungsbildung – Fassung vom 18. 2. 2008 – Download September 2010.
http://www.dge.de/modules

Renneberg und Hammelstein: *Gesundheitspsychologie.* Heidelberg (Springer Medizin Verlag)
2006

Ray, Suominen, Roos: *The role of parents`sense of coherence in irregular meal pattern and
    food intake of children aged 10-11 in Finland.* Journal Epidemiology and Community
    Health, May 2009
http://www.jech.bmj.com

Wainwright, Surtees, Welch et al: *Healthy lifestyle choices: Could sense of coherence aid
    health promotion?* Epidemiology and Community Health, 2007
http://www.jech.com

Weghuber, Ardelt-Gattinger et al: *Gesundheitskommunikation in der Adipositasprävention
    und –Therapie.* Journal für Ernährungsmedizin. Salzburg 2010.
http://www.aerzteverlagshaus.at